MÉMOIRE

RAISONNANT L'URGENTE NÉCESSITÉ

ET LE MOYEN

DE

NETTOYER, RESTAURER ET ASSAINIR

LE PORT

DE MARSEILLE,

Par J. B. CAZENEUVE,

ORIGINAIRE DU DAUPHINÉ,
ANCIEN MEMBRE DE L'ARMÉE D'ORIENT
ANCIEN NÉGOCIANT AUX ANTILLES D'AMÉRIQUE.
PRÉSENTEMENT PROPRIÉTAIRE ET COLON A MARSEILLE.

Voyez,
Essayez,
Et vous réussirez.

MARSEILLE,

1838.

DÉDICACE

AUX MARSEILLAIS.

A vous Marseillais ! A vous mes concitoyens ! A vous habitans présens et futurs de la première cité du monde ! à vous je dédie ces pages émanées d'une plume inexercée, dans quel but ? dans le seul et louable but de voiler, en l'anéantissant d'avance, l'affreux spectacle d'un nouveau 1720, d'une calamité épidémique presque inévitable, bref, d'un *cataclysme commercial*, qui briserait le cours rapide des prospérités actuelles de la noble fille de la vieille Phocée..... Ce cruel cataclysme commercial couve au sein de notre beau port, de ce port gisant sous un ciel du plus beau bleu ; de ce port célèbre, devenu infect, dangereux, insalubre ; de ce port qu'à l'étranger on désigne maintenant par le disgracieux surnom de *cloaque français*.... Marseillais, tâchons, en réunissant nos efforts communs, de métamorphoser ce cloaque mortifère en un immense vivier où les poissons, qui ne peuvent plus y vivre, à cause de la malignité de ses ondes, reviendraient encore recréer vos yeux, charmés de les voir se jouer dans des eaux pures, limpides et salubres... En feuilletant ces notes dont je vous fais hommage dans des intentions toutes bienveillantes, vous vous assurerez, Marseillais, que *nous*, nos *familles* et les *flots d'étrangers* qui nous visitent, humons, pompons et aspirons sans relâche et dans une funeste sécurité, les émanations perfides d'un *volcan d'infection*.... Munis de ce cahier, faites une *promenade d'examen* autour de ce *cratère*, calme en apparence, mais récélant dans ses entrailles corrompues, tous les élémens d'une explosion morbide qu'il est encore en notre pouvoir de prévenir, et vous n'hésiterez pas à désirer, à seconder le grand œuvre de la *pu-*

rification de notre bassin, seul moyen de conserver les créations de tout genre, dont le génie Marseillais décore sa ville natale.

Puisse mon *grain de sable*, s'unissant à celui d'une population riche, active et éclairée, contribuer tant soit peu à fortifier le faisceau de nos prospérités menacées ; des prospérités de la sémillante Marseille, où, depuis la clôture de mes courses dans les quatre parties du globe, j'ai fixé mon séjour de prédilection, où affluent les colons, les pavillons et les tributs de tous les pays, et où, si Dieu le permet, je veux paisiblement *vivre, vieillir et mourir*.

SOMMAIRE

DU MÉMOIRE.

Intitulé : Épigraphe , Dédicace , Sommaire. — Introduction. — Urgente nécessité de la prompte exécution de la mesure proposée. —Plan du nettoiement. —Assainissement du port. — Avis du développement du plan. — Vœu de l'auteur du plan. — Épisode sur l'épigraphe. — Proclamation sanitaire purement marseillaise. — Un seul mot sur le sort de cet essai. — Notes roulant sur les destinées de ces timides notes. — Sujet dont traite cet écrit. —Raisonnement et développement du plan de purification du port. — Projet de restaurer et assainir le port. — Idée du plan. — Programme du projet. — Considérations importantes. — Urgente nécessité de l'opération proposée. — État du port. — Causes de l'infection du bassin. — Signes de l'extrême corruption du bassin. — Remarques des physiciens. — Phénomènes importans. — Puanteur et opacité des eaux du port. — Apparition fréquentes de fusées ou globules méphitiques. — Mort ou fuite des poissons du port. — Moyens d'assainissement inutilement tentés.—Anciennes Maries Salopes françaises. —Emploi de nouvelles machines anglaises , etc. — Proposition d'un nouveau moyen de nettoyage. — Description rapide du projet d'assainissement. — Esquisse des localités. — Mecanisme et appareils de l'assainissement. — Puissantes machines à vapeur destinées à fonctionner perpétuellement. — Digue d'arrêt. — Organisation de douze vis d'Archimède. — Égoût de ceinture au tour du port. Imminence croissante du danger menaçant la population marseillaise. — Mortalités de choléra plus majeures aux régions du port qu'ailleurs. — Fuite des anciens habitués du port. — Éloi-

gnement des promeneurs.—Mort prompte des poissons sains déposés dans le port. — Notes sur l'active influence des miasmes viciés du port. — Avis aux propriétaires et locataires du port. — Avis sur la nécessite de pétitionner pour concerter les moyens de maîtriser le fléau qui dort. — Parallèles épidémiques. — Nature du typhus actuel du choléra, avec le futur typhus du port. — Essence vagabonde du choléra asiatique. — Fatale fixité du typhus redouté. — Cruauté sextuple du typhus signalé sur celle connue du typhus indien. — Notice relative aux séjours limités du choléra, et celui illimité du typhus français. — Appréhention fondées d'une peste perpétuelle. — Apparences menaçantes d'un cataclysme épidémique. — Signes qualifiés divins. — Objections et réponses. — Revue des courses de l'auteur en Égypte, en Amérique, en Italie et ailleurs. — Détails roulant sur les épidémies de ces climats divers. — Craintes concernant l'apparition d'un prochain cataclysme local. — Idée des ravages de la peste de 1720. — Mention provisoire du Prado marseillais. — Prévisions de prudence. — Observations sur l'assainissement. — Voies et moyens préjugés devoir atteindre le but. — Larges ressources locales. — Esquisses des remèdes applicables aux graves avaries du bassin. — Vote d'un chiffre pour les prompts travaux du port. — Somme à décerner par le gouvernement, intéressé à la restauration du port. — Souscription destinée à recevoir les offrandes des marseillais. — Note du produit des douanes de Marseille en faveur du fisc. — Recette annuelle de vingt-quatre millions.—Allusion roulant sur l'ancien pactole.— Infaillible moyen de faire couler sans cesse le pactole marseillais. — Panorama du bilan de Marseille. — Épisodes sur le Prado, le canal-de Provence et le Dock. — Prévisions probables. — Tableau désolant. — Marseille comparée à l'ancienne Palmyre. — Panorama jovial de la jeune Marseille. — Memphis et Marseille. — Encouragemens d'amélioration. — Conseils de l'auteur aux habitansde Marseille.—Épisode touchant le bassin du carénage. — Analyse raisonnée des chances futures attachées au nouveau bassin. — Idée du spectacle qu'offrirait la vérification intérieure du port de Marseille. — Découvertes précieuses à espérer du futur déblayement. — Memorandnm d'Herculanum.

— Détails divers. — Mesures d'ordre public. — Mesures de précaution pour ne pas suspendre les affaires. — Mesures relatives au mouillage des navires marchands. — Mention de Toulon, Cette et La Ciotat. —Idée des bienfaits qui résulteraient des travaux du port. — Promenade d'examen. — Idée du devis... Précis du succès. — Ovations de la postérité. — OEuvre d'immense charité. — Considérations administratives. — Nécessité d'occuper la classe prolétaire.—Urgence d'assurer la subsistance journalière des ouvriers oisifs.—Moyen d'éteindre les hideuses émeutes. — Souvenirs des désastres récens de Rome, Naples, Palerme et Syracuse. — Espérances réalisables. — Souhait sincère sur l'adoption d'un meilleur moyen. — Conclusion. —Résultat favorable de l'entreprise réalisée. — Célébration d'une grande fête populaire. — Actions de grâces à Dieu. — Procession solennelle. — Pompe de la fête. — Tableau satisfaisant de l'alégresse publique. — Mission de la renommée. — Dénouement définitif.

Mémoire

RAISONNANT L'URGENTE NÉCESSITÉ

ET LE MOYEN

De Nettoyer, Restaurer et Assainir

LE PORT

DE MARSEILLE.

Voyez,
Essayez,
Et vous réussirez.

Introduction.

Urgente nécessité de la prompte adoption de la mesure proposée.

Une amélioration d'un ordre supérieur, impérieusement réclamée par l'état des choses, et peut-être trop long-temps négligée, en raison des chances d'une fatalité possible, j'ose dire inévitable, si on n'apporte un prompt et efficace remède au mal, semble, aux jours de civilisation où nous vivons, devoir fixer plus particulièrement que jamais, la vive sollicitude des habitans et de l'administration actuelle de Marseille. L'apparition de cette modeste brochure, lancée sans prétention, livrée à l'indulgence publique, et où l'auteur déroule, preuves à l'appui, le besoin, l'utilité et l'importance du plan proposé plus bas, suffira pour persuader le lecteur, stimuler efficacement son zèle, et le décider à s'associer franchement et sans réserve à l'élan de ses vues louables, désintéressées et bienfaisantes. Si nos efforts contribuent tant soit peu au succès d'une entreprise digne de notre époque, nous croirons avoir bien mérité de Marseille, de la belle Provence et de la France elle-même, parties intéressées à la cause. Puissions nous atteindre promptement ou à une époque plus ou moins rapprochée, le but noble, utile et grandiose auquel nous visons, et nous serons contents !

L'épigraphe, placée en sentinelle à la tête de ce Mémoire, résume en peu de mots les trois périodes de la grande opération projetée, » Voyez, » essayez, et vous réussirez. « A cela j'ajouterai la proclamation sanitaire suivante : » Marseillais ! ne nous aveuglons pas sur notre position : » elle est belle, *bellissime*, brillante même ; tâchons de la transmettre » telle à nos héritiers... Mais un ennemi caché est à nos portes... » songeons aux bourrasques du passé ; songeons à profiter des bons » avertissemens que Dieu nous donne, et songeons à nous préserver, » *nous* et nos descendants, des *coups d'un cataclysme* couvant, par notre incurie, au sein de notre port... « Actuellement, *nous*, auteur de cet essai, lançons un seul mot sur la censure, les censeurs, etc ; si la censure nous censure, voici d'avance notre réponse : » que d'autres entrent en lice ; que l'impulsion s'active ; que le bien se fasse .... et les » censeurs eux-mêmes, s'intéressant à la chose utile, et joyeux du succès, prôneront le service rendu. »

Lecteurs ! ne demandez pas si l'auteur a semé ces pages de fleurs de rhétorique ; élevé à l'école du malheur, il déclare franchement son impuissance à cet égard ; seulement ayez le courage de nous lire ; méditez à loisir les événemens déroulés à vos yeux ; pesez les conséquences de ce que nous devons mutuellement et naturellement *craindre ou espérer ;* puis, soyez les souverains juges du sort de cet écrit.

Il s'agit d'un sujet sérieux, de la salubrité publique, du salut futur d'une grande population, enfin du prompt assainissement du port de Marseille.

L'objet est grave ; le temps presse ; le mal marche, le volcan gronde, entrons en matière.

RAISONNEMENT ET DÉVELOPPEMENT DU PROJET.

L'opportunité de l'assainissement du port, reconnue depuis longtemps, est devenue aujourd'hui, pour Marseille, une *question vitale*. Des causes supérieures, s'aggravant journellement, prenant ostensiblement un caractère morbide à l'excès, et qui seront laconiquement déduites dans le cours de ce Mémoire, semblent aviser et insinuer que le mal approche de son dernier période. La triple et triste visite que nous a faite en trois ans le *typhus asiatique*, doit, par ses souvenirs *passés*, troublant parfois la sécurité du *présent*, nous tenir en garde contre es évantualités *futures*. Il est malheureusement constaté que l'épidémie cholérique tend à s'acclimater chez nous plus facilement qu'ailleurs: 1° Parce que ce fléau laisse dans tous les pays où il passe, des germes, des traces, des élémens perfides; 2° Vû que notre place, purement maritime, est plus exposée que toute autre, par ses rapides relations avec les divers points du globe, à hospitaliser l'assomante maladie; 3° Et à cause de l'infection toujours croissante de notre beau port, infection mortifère, nécessitant un prompt remède, *tuant actuellement les poissons*, qui naguère vivaient dans son bassin, et qui saisit désagréablement l'odorat de l'étranger, habitué à respirer dans ses propres ports une atmosphère pure.

Mais plus d'un curieux, impatient de connaître le moyen de purification annoncé; plus d'un ami du bien public, désireux d'avoir la clé d'une amélioration aussi notable; plus d'un incrédule, non convaincu, au début de la lecture de ce document; tous isolément ou collectivement, pourront dire: comment résoudre le problème important de *la parfaite purification du port?* Quel est, pour réussir, le moyen prompt, efficace, infaillible? Toutes les tentatives n'ont-elles pas échoué? nos anciennes *Maries salopes* françaises ont été constatées insuffisantes, la nouvelle machine anglaise qui *seule* fonctionne sous nos yeux, est entâchée du même défaut; ces divers moyens ayant été inutilement tentés, on doit désespérer d'atteindre, en faveur de l'entreprise proposée, le dénouement du but, *celui du succès*. Cependant, répondrons-nous avec assurance, le génie français, d'après l'opinion de *Napoléon*, qui l'appréciait à sa valeur réelle, est inépuisable en ressources. Parfois nous lisons dans les journaux, dans des ouvrages récens, même dans des rapports officiels, qu'à l'aide de machines fraîchement inventées on parvient à dessécher des lacs, des marais immenses et de larges mines inondées. Or donc, serait-il permis à un homme qui n'est ni *physicien*, ni *mécanicien*, pas même *académicien*, appert la simplicité et l'imperfection de ces notes, de mettre sur le tapis un projet qu'il préjuge possible, qui n'entraînerait pas d'inconvénients graves, et qu'on peut à volonté débattre, censurer, rejeter même, *si c'est une utopie*, sauf à saisir d'emblée tout autre *meilleur moyen*, susceptible de réussite. *Ce serait d'établir*, sur les aîles du port riveraines de la mer, c'est-à-dire à son ouverture entre les deux forts Saint-Jean et Saint-Nicolas, *deux grandes machines à vapeur*, *pourvues de toute la puissance possible*, assez puissantes pour fonctionner activement sans repos et sans relâche, soulever progressivement les eaux sales du bassin à une hauteur déterminée, et les verser dans des réservoirs disposés *ad hoc*, et d'où elles chûteraient pour aller se mêler et se perdre dans celles de la rade. Hâtons-nous de dire que préalablement on aurait construit à l'entrée du port, passablement étroite, une *digue d'arrêt* en bois, bien liée, épaisse et solide, et de plus fortifiée d'un ciment romain qui la rendrait impénétrable et capable de résister aux assauts des vagues du large. La direction de la digue d'arrêt serait exactement celle du gros piller de pierre, de forme ronde, placé à l'entrée du bassin, et d'où se détache la double chaîne de fer destinée à compléter, pendant la nuit, la sûreté du port.

Dans la supposition où les *deux grands moteurs épuisans* seraient insuffisans, on pourrait *en doubler le nombre*, ou y suppléer par les mécaniques des bateaux à vapeur disponibles, pour donner tout le progrès nécessaire à l'épuisement des eaux du bassin; épuisement dont le terme s'apprécierait aisément, du moment que le bassin, isolé de la rade par la *digue d'arrêt* et sans communication avec elle, ne recevrait plus rien de la grande mer. En même temps et pendant la durée de l'assainissement, l'autorité prendrait des mesures pour détourner, autant que possible, les eaux de la ville aboutissant au port, au moyen d'un *égoût de ceinture*, dont, le cas échéant, nous pourrions proposer le plan. Indépendamment des grandes mécaniques soumises à un mouvement d'action vif, régulier et perpétuel, il y aurait faculté d'activer davantage la besogne; ce serait d'organiser une *douzaine de vis d'archimède*, de forte dimension, le long de la ligne de la *digue d'arrêt*, de les utiliser sans perte de temps, et de les faire fonctionner continuellement. Alors on verrait, comme par enchantement, des *fleuves de flots* impurs fluer sans lacune, sans interruption et sans complication aucunes, du sein du bassin insalubre, et les restituer à la mer, purificatrice des impuretés amassées depuis trois mille ans dans le premier port du monde.

La *purification du port* de Marseille est un bienfait d'urgence ardemment désiré et qui ne peut guère souffrir de retard; la *disparition des poissons*, la *fermentation des miasmes* corrupteurs et l'*apparition* fréquente de *volumineux globules de gaz vicié*, s'élançant par fusées et en formes de mamelon, du fond à la surface du bassin, sont autant de preuves évidentes et palpables que ses ondes fatales aux animaux, ne peuvent qu'être nuisibles aux hommes qui se meuvent autour de ce grand vivier, récélant d'aussi dangéreux élémens. Ces fusées gazeuses, ce dégoût des approches du port et les accessoires d'un pareil état de chose, sont autant de *monitoires* qui nous avertissent d'aviser aux promps moyens de prévenir une calamité dont les suites incalculables porteraient un *coup mortel* aux prospérités marseillaises, sans exception d'aucune; car en fait de commerce et d'industrie, il existe des liaisons tellement intimes, qu'une branche ne peut être froissée, ébranlée ou supprimée, sans que toutes les autres ne subissent les effets de la commotion électriquement imprimée à l'ensemble par le *génie du mal*. Ajoutons qu'on observe que les mortalités épidémiques sont plus fortes et plus promptes aux régions du port, que dans les autres quartiers; que nombre d'anciens habitués qui recherchaient le séjour du port par ses agrémens, le fuyent maintenant à cause de son infection; et qu'on remarque aussi que ceux que leurs affaires retiennent sur ses bords, locataires ou autres, ont généralement parlant, le teint moins clair, plus pâle et plus plombé que ceux éloignés du bassin. Disons encore que les promeneurs, libres du choix du terrain, s'en écartent ; que les *amateurs de marine* prennent d'autres directions, et que les poissons sains qui y sont déposés meurent subitement. *Avis aux propriétaires et locataires du port*, de la Canebière, etc., qui, étant les premiers intéressés à la chose, fairaient bien, pour conserver leurs cliens, de prendre l'initiative, de se concerter sans délai sur ce point essentiel, et de *pétitionner* pour réclamer et obtenir une amélioration qui les touche de près, qui, négligée, froisserait *leurs fortunes et leurs vies*, et qui en définitive profiterait à tous. Ces observations positives et de nature alarmante, méritent d'être accueillies et prises en considération. Qui cacherait sous le boisseau, sans danger pour lui-même, les inconvéniens signalés ? Qui ne se prêtera à la confection d'un travail visant au salut commun ? Qui calculera les ravages du développement subit d'un *typhus fermenté, échauffé, irrité* ? d'un *typhus* qui resterait ancré au port, sans espoir d'expulsion ; d'un *typhus* dont l'intensité continuelle serait double, triple, sextuple de celle du choléra d'Asie, qui, s'il frappe fort, est du moins par sa nature, et appert les preuves, *d'essence vagabonde ?...* Le *choléra indien* prend capricieusement congé de lui-même ; il n'en serait pas de même du *typhus*, couvé, éclos et sorti des *fanges putréfiées* de notre port, de notre *lac averne*, de notre *marais-pontin*. S'il se montre, s'il éclate, s'il nous victime, s'il naturalise parmi nous une *peste perpétuelle*, impossible de le congédier ; il se rirait d'une pareille prétention. Dieu seul, usant de sa toute puissance, pourrait opérer ce prodige. Visons donc *subito*, puisque nous le pouvons, aux moyens d'*étouffer le monstre*, dormant encore dans son berceau. Plus tard, à moins qu'un génie protecteur n'intervienne, il nous écraserait de tout le poids de sa colère. Alors que le choléra s'enfuit *ses cruels effets cessent ;* plus de causes, plus d'effets ; mais le *typhus français*, étant stationnaire, divergeant même ses effets dans diverses directions irradiérait ses ravages sur notre sol, sur la douce Provence, sur la France entière peut-être ; aussi long-temps que les causes qui l'auraient engendré existeraient. Et si on ne prend que des mesures tardives ou inefficaces, n'avons-nous pas à craindre, plutôt que plus tard, *un cataclysme local* pareil à celui dont il sera bientôt parlé dans ces notes ? A Dieu ne plaise que nous ayons l'intention d'effrayer qui que ce soit ; nous visons, au contraire, à rassurer les ames timorées, en leur montrant, avec l'aide de la volonté publique, la possibilité de remédier promptement au mal. Qui oserait proclamer, *à l'aspect de notre port*, que nous émetons des craintes chimériques, des craintes dépourvues de probabilités, des craintes qui seraient sans rapport aucun avec les *crises cholériques* qui ont passé sous nos yeux, *avec celles* qui présentement replongent dans le deuil les parages italiens, *avec celles* qu'une atroce fatalité peut encore nous réserver ? Au lieu de craintes idéales, illusoires, exagérées, ce sont malheureusement des *vérités indiquées* par des signes frappans, ostensibles et que j'ose qualifier de *monitoires*, *d'avertissemens divins*... Maint imprudent objectera : « Pourquoi tant s'alarmer ? L'épidémie aura ses » limites ; elle ne serait à craindre que pour les entourages du port. » Mais cela supposé, le port étant la partie la plus peuplée, la plus vivace et la plus affairée de la ville, ce serait déjà un grand malheur. Et puis qui garantira que du sein de ce superbe port, justement appelé *grand coffre-fort de Marseille*, et un des plus productifs de la France, et devenu le centre, le *cratère d'un volcan morbide*, que les élémens délétères qui s'en échappent, ne promenèront pas leur courroux dans le reste de la cité, dans sa vaste banlieue et dans les villes voisines, appert la *terrible peste de* 1720 qui, après avoir enlevé *soixante mille ames à Marseille*, s'irradia à Aix, à Lyon, à Paris et dans la France entière, où elle moissonna, selon les historiens, en peu de temps, et malgré les quarantaines, près d'un *million d'ames*. Une si cruelle leçon, quoique vieille ne doit point s'oublier. Que les souvenirs du *passé* nous tiennent en vedette contre *l'avenir !*... *A nous* qui avons vu et *la peste d'Egypte* et la *fièvre jaune d'Amérique*, et les *derniers choléra de France*, de *Rome* et de *Naples... A nous* qui avons été témoins des dévastations de ces divers fléaux, en divers lieux, et à des époques diverses, de ces fléaux furibonds exterminant sans pitié les individus, des familles entières et des cités populeuses ; *à nous* chez qui ces désolantes catastrophes ont laissé des impressions profondes, des impressions difficiles à effacer, il est permis sans doute, dans l'intérêt des masses, de nous inquiéter un peu, de donner un éveil salutaire et de provoquer des *prévisions de prudence*. Au fait, ce beau bassin, *Pérou de la Provence* et pivôt d'un commerce immense, est par sa position basse, trop fermée et inaérée, à cause des hautes collines et des constructions qui le bordent sur tous les points, le *rendez-vous général* et continuel des *matières fécales*, des *charognes mortes*, des *chiens empoisonnés*, du *résidu des fabriques* et des *immondices de la ville*. C'est un volcan, un vrai volcan, *un volcan d'infection* qui sommeille. Gare son éruption! Qui peut en prévoir les pernicieux effets? Puissent-ils être encore éloignés! Puissent *ces notes philantropiques* ne point passer inaperçues, activer les sollicitudes de l'administration et produire tout leur fruit! Au surplus, je le réitère: l'avis est entièrement désintéressé. Puisse-t-il n'être point trop tardif! Que les malheurs rédoutés soient chimériques, et je me féliciterai de passer pour un *mauvais prophète!*

Nous, qui venons récemment d'explorer les ports de *Nice*, *Gênes*, *Livourne*, *Civita-Vecchia*, *Naples*, etc., ces ports italiques, dont les eaux vives, transparentes et renouvellées, flattent l'œil, exhalent une *odeur de marine*, douce, suave et salutaire, et conséquemment *confortable*, ces ports où circulent gaîment les poissons, tandis qu'ils cessent de vivre dans le nôtre, envahi par un gaz méphitique, asphixiant, en un mot, mortel, et que des physiciens distingués déclarent être d'une malignité et d'une intensité prononcées, signe certain de l'existence d'un *foyer d'infection*, de nature formidable, et signalée en outre par la puanteur et la pésanteur des eaux viciées, par leur répugnante opacité, et pour de *fortes fusées* de globules gazeux, qui, au temps des grandes chaleurs, font, en s'élevant, frémir et bouillonner la surface du bassin..... *Phénomènes étranges*, passablement graves, et qu'il serait peut-être prudent d'étudier, de conjurer et de considérer comme l'avertissement d'un *typhus futur*, d'un épisode de 1720, d'un prochain *cataclysme local; nous aussi*, en rentrant dans nos foyers, au retour de notre pélérinage d'Italie, avons ressenti les effets répulsifs de ces odeurs nauséabondes qui se dégagent du sein de notre port; qu'à *Gênes*, *Rome*, *Naples*, et ailleurs, j'ai souvent entendu qualifier de la fâcheuse épithète de *Cloaque Français*. Nous-mêmes, disons-nous, qui sommes habitans de Marseille, avons été soumis, à notre réaparition dans ses murs, et après une absence de moins de cent jours, à cette influence d'émanations pestillentielles qui répugne souverainement à l'étranger, dont il s'entretient défavorablement au lointain, qui, d'après nos propres remarques, obombre sensiblement l'éclat de la célébrité marseillaise, et qu'il est urgent, dans les intérêts locaux surtout, de faire disparaître le plutôt possible; n'est-il pas à craindre, *sans prétendre prophétiser le malheur*, que, dans le cours d'un été perfide, la cause signalée, la cause incessante, et qu'il est pourtant possible d'assoupir, la cause, prenant sa source, dans les eaux opaques, corrompues et corruptrices, et en outre croupissantes de ce port, promenade favorite, journalière et perpétuelle de *cent mille individus* nationaux ou étrangers : n'est-il pas à craindre, que cette cause, escortée d'une foule d'autres, n'enfante, après l'avoir couvée long-temps, une *épidémie violente*, pareille et plus durable que le *choléra*, de nature passagère et vagabonde : ou que cette épidémie, s'unissant, par une funeste combinaison à la réaparition du fléau cholérique, maintenant calme, mais toujours disposé à donner signe de vie, ne vienne, tôt ou tard, par une explosion subite, compromettre sérieusement la gaîté, la salubrité et les prospérités agricoles, commerçantes et industrielles, qui animent, vivifient et sourient de nouveau à la noble et pimpante fille de l'ancienne Phocée ?... *Et ici*, confessons qu'en notre qualité de propriétaire d'une campagne voisine de l'emplacement du *Prado, pompeusement projetée*, nous avons encouragé avec chaleur et de tout notre pouvoir, *par nos actes, nos écrits et nos paroles*, tant dans un intérêt public que privé, la réalisation de ce brillant *établissement d'agrément* qui manque à notre belle et luxueuse Marseille ; mais, écartant toute considération personnelle, nous n'hésistons point aujourd'hui, comme *citoyen marseillais*, à émettre le vœu que l'assainissement du port, devance la création du *Prado*. Oui, le fastueux projet du Prado doit céder le pas à la prompte purification du port, réceptacle des impuretés de toute sorte depuis trente siècles et plus. Et répétons, sans nous décourager, que nos idées sont lancées vers un but, découlant d'un motif honorable, d'un motif désintéressé, d'un motif uniquement d'utilité publique, et étroitement lié au sort d'une population affairée, amie des améliorations, et laborieuse autant qu'intéressante ; j'abandonne mon épisode sanitaire à la sagesse de l'administration locale, qui, sans doute, mue par l'impérieuse nécessité, s'empressera d'engager ses administrés à faire tous les sacrifices convenables, pour appuyer activement et efficacement les vues à la fois prudentes, prévoyantes et bienfaisantes des pilotes qui tiennent le gouvernail du vaisseau où nous voguons.

Disons un mot des *voies et moyens* dont on userait en vue de rallier les ressources financières qu'exigerait la confection du grand œuvre de la *purification du port*. Ces ressources afflueraient par trois différentes voies dans la caisse municipale. Faisons connaître ces voies : 1° Le conseil municipal, secondé de son digne Maire, voterait, au nom de la commune, première partie intéressée, une *somme suffisante* à l'obtention du

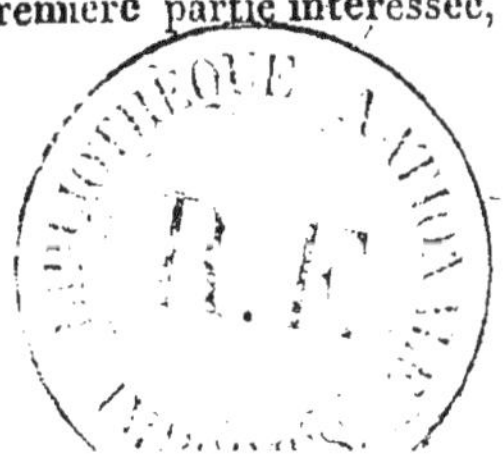

but, et dont le *chiffre* serait en harmonie avec celui du devis estimatif que dresseraient des ingénieurs délégués *ad hoc;* 2° Le *gouvernement* qui recueille, par le seul produit des douanes du port, un revenu annuel de *vingt-quatre millions*, n'hésiterait pas à décerner une allocation majeure, largement généreuse et qui ne serait pas au-dessous de sa haute munificence; 3° *Une souscription* serait publiquement ouverte pour recevoir les *offrandes volontaires* de quiconque voudrait contribuer à la réalisation d'une œuvre à la fois d'utilité, de salubrité et de *charité*. Quel Marseillais, riche ou pauvre, refuserait son *grain de sable* à cette grande et magnifique opération, base de toutes les autres? A coup sur Marseille trouverait en elle-même les ressources nécessaires. En douter, ce serait faire mentir son luxe, ses antécédens désintéressés, sa prospérité toujours croissante. J'en trouve la garantie dans l'attitude actuelle de la cité, se montrant disposée à sacrifier *trois millions à un Prado, douze à un Bazard, et quinze au Canal de Provence*. Et que deviendraient le *Prado*, le *Bazard* et le *Dock* projetés? Que deviendrait le futur Canal d'irrigation si ardemment désiré? Que deviendraient les fastueux établissemens privés, consacrés au commerce qui attire et déverse sur nous la *pluie d'or* de la fable, au commerce qui tend à fixer son grand quartier général dans nos murs, sans l'amélioration du port, ame de toutes ces belles choses, écloses ou à éclore; sans la complète purification de ce port impur, de ce port célèbre, de ce port tant fréquenté, d'où peuvent sortir tôt ou tard les maux, les fléaux, les catastrophes qui jadis s'exilèrent de la *boîte à Pandore* si fatale au genre humain. Tout cela s'évanouirait; tout cela tomberait en pure perte; tout cela serait compromis, anéanti, éclipsé. Le *génie des ruines* planerait sur la *Palmyre française*, et la rendrait aussi déserte que la *Palmyre d'Orient*..... Marseillais! quel est votre but en sacrifiant vos jours, vos veilles, votre repos à l'érection, à la création de ces marchés abrités, de ces vastes magasins, de ces boutiques élégantes, où s'amassent des flots de vendeurs, d'acheteurs et de consommateurs; de ces jolies maisons, de ces palais opulens, de ces *Kiosks de plaisance* qu'un gaz brillant et pur éclairera bientôt de sa douce lumière; de ces fontaines, de ces obélisques, de ces boulevards frais, aérés et bien ombragés; enfin de ces beaux cours, de ces jardins fleuris, de ces décorations publiques ou particulières, qui donnent à notre ville, déjà dotée par la nature d'un beau ciel, d'un beau sol, d'un beau port, *un air luxorique, memphisien, oriental, un air asiatique, un air de féerie?* — Prospérer, conserver et jouir, me direz-vous. —Mais, répondrai-je, vous n'obtiendrez ces bienfaits qu'à demi; vous en serez même totalement privés, vous ou vos neveux, si vous négligez votre port, si vous vous fiez à une ondoyante et funeste sécurité, si, en définitive, vous attendez avec indifférence l'invasion d'une crise probable, possible, positive même. L'accomplissement du fait rédouté roule uniquement sur un temps ignoré, plus ou moins rapproché de nous et dont le terme est connu de la Providence seule... Ouvrons, chers concitoyens, les annales des temps passés; consultons l'histoire tant féconde en souvenirs utiles, précieux et classiques; feuilletons soigneusement ses pages éloquentes, et nous y trouverons entr'autres un fait sonore, instructif et qui nous est singulièrement applicable. *Memphis*, berceau des arts, Memphis, métropole de l'ancien monde, Memphis, patrie des pompeuses pyramides; de ces merveilleux mausolées, de ces gigantesques édifices, *où notre nom est inscrit*, au pied desquels nous avons campé et dont nous avons gravi, il y a quarante ans, les cîmes aériennes, fut, sous les premiers Pharaons, riche, *puissantissime* et l'âme de la vieille civilisation. Les successeurs de ces grands rois qu'idolâtra l'antique Egypte, les successeurs du brillant *Sésostris*, le *Napoléon* d'alors, ces successeurs indignes devenus cupides, insoucians et égoïstes à l'excès, laissèrent tomber en désuétude les beaux monumens de la fière, savante et célèbre Memphis, ces prodigieux chefs-d'œuvres qui faisaient la gloire de l'aïeule des cités et attiraient dans ses murs hospitaliers des flots incessans d'étrangers... Dès-lors *Memphis*, surnommée l'éternelle, Memphis où vécurent *Osiris*, Hermès, Mendez et Moïse; Memphis, qui logea un million de colons, Memphis, qui *urbanisa la Grèce, l'Italie et les Gaules*, Memphis, dont nous avons, jeunes encore, salué, foulé et exploré les orgueilleuses ruines, Memphis, *datant de quarante siècles*, Memphis, assise sur les bords du Nil, entre le *Delta* et le *désert*, et au centre du globe; *Memphis*, mère de la mystérieuse Mythologie, d'un congrès de divinités et des *suaves Champs-Elisées*, Memphis, dès-lors négligée, languissante, dégradée et *maladive*, pâlit, s'étiola et mourut... Eh bien! craignons pour la noble, joviale et sémillante *Marseille*, les tristes destinées de *Memphis*, dont nous avons admiré les magnifiques débris; de Memphis, jadis si florissante et aujourd'hui flétrie; de Memphis enfin, *passée comme un éclair*;

si Marseille, la Memphis d'Occident, laisse dépérir son port, sa vie, sa merveille, bref, la *source de sa prospérité*... Marseillais! que ce que nous allons dire, et que vous comprendrez bien sans doute, reste à jamais gravé dans votre souvenir! Notre port est, par sa position unique, l'asile des vaisseaux de toutes les nations; notre port offre le spectacle magique d'une forêt de mâts, douée du don d'un perpétuel renouvellement; notre port est pour nous le *Pactole;* remuons ciel et terre pour détourner les causes qui tendraient sans trop attendre à faire tarir ce précieux pactole, *Pérou du pays*, sa vraie *toison d'or* et *vie de sa vie*, L'infaillible moyen de faire couler sans cesse ce pompeux pactole, le plus riche de France, est celui-ci : *empêcher qu'il tarisse;* or, le moyen signalé est le seul qui puisse, sauf impossibilité physique bien démontrée, produire ce beau résultat... Marseillais! Songeons-y bien; nous flottons entre *la vie et la mort*. De nous, collectivement parlant, dépend un changement de position. La question est éminemment *vitale;* elle est vitale pour le pays, pour le gouvernement, pour la France entière. Hâtons-nous; bridons le lion assoupi et dont à son réveil nous ne pourrions modérer ni maîtriser la furibonde audace. Faisons enfin tous nos efforts pour solder la question première, la question de salubrité, la question urgente, dominante, *vitale*, à la satisfaction de tous.

Disons-le hautement, la *purification du Port* est pressante, très pressante, plus pressante qu'on ne l'imagine. Il serait sage, utile et prudent, de l'effectuer avant l'achèvement du carénage, supplémentaire du port qu'on creuse actuellement à l'est du fort Saint-Nicolas, dont la cuvette n'est pas encore complète et déjà gangrenée de puanteur, par l'infiltration des eaux viciées du grand port. Par cette mesure, ce nouveau bassin ne s'emplirait; lors de sa livraison au commerce, que des eaux claires, salubres et azurées de la grande mer, tandis que s'il est mis en contact avec les ondes contagieuses de l'ancien bassin, il sera *veuf de cette salubrité* tant désirée, et subira inévitablement la chance de fatalité attachée à leurs malfaisantes qualités.

Avouons maintenant qu'il y aurait un énorme amas de matières à enlever du fond du bassin, mais cette opération, *dite du nettoyage*, et qu'on croirait scabreuse, ne serait ni coûteuse ni longue. La richesse des immondices tenterait la classe prolétaire, à laquelle on accorderait un *supplément* au prix ordinaire des journées, pour activer cet important travail ; mais j'oserais affirmer qu'il s'opérerait presque magiquement et à la satisfaction de l'auteur et du public. Des myriades d'ouvriers, ceux surtout habitués au balayage des rues, au remuement des fumiers et au maniement du résidû des fabriques, se présenteraient et se fairaient inscrire d'avance pour avoir la faveur de travailler gratis. *Gratis*, me dira-t-on, oui gratis dans l'espoir fondé d'être copieusement récompensés de leurs labeurs par la trouvaille certaine et indéfinie d'une diversité d'objets, *or*, *argent*, *bijoux et autres articles précieux*, qui, depuis tant de siècles, sont accidentellement tombés dans le port ou qui y ont été volontairement jetés à diverses époques, et pour des motifs divers, ou qui y ont été successivement entraînés par les eaux des rues de la ville, qui, de tous les points de son ample circonférence, coulent jour et nuit, faute d'autre issue, dans ce colossal bassin. Qui pourrait faire l'histoire des trésors qu'il récèle ! Ce serait un spectacle curieux que celui des découvertes qui résulteraient de la vérification intérieure de ce *dépôt de toute sorte de choses*, anciennes, modernes et de fraîche date. Notre Musée, déjà riche des objets grecs, phéniciens et gaulois trouvés en creusant le bassin du nouveau carénage, s'enrichirait encore d'une foule de ces mêmes choses, de celles propres à piquer la curiosité, de celles surtout qu'on jugerait dignes d'être conservées. Cette résurrection d'objets des plus vieux temps, arrachés aux flots de la mer ou retirées du sein de la terre, réunies dans un salon ouvert au public, et étonnés de leur rencontre, cette résurrection, disons-nous, intéresserait les amis des sciences et des arts ; chacun serait jaloux d'avoir un échantillon des curiosités du port, on se figurerait assister aux fameuses fouilles faites à Herculanum, ancienne ville romaine, engloutie depuis deux mille ans sous les laves du Vésuve ; et avec beaucoup moins de peine on aurait plus de profit... N'oublions pas de dire qu'on profiterait de la mesure de l'assainissement du port.

Pour restauter son intérieur ;

Pour réparer ses avaries cachées sous les eaux ;

Pour lui donner une allure de propreté satisfaisante ;

Et enfin l'affranchir, pour une éternité, des ordures qui le comblent, l'encombrent et dégradent sa *naturelle beauté*.

Voilà un croquis racourci des bienfaits, des avantages et des améliorations inhérentes à l'assainissement du port.

4

Nous vivons au temps des miracles, des prodiges, des merveilles. Peu à peu, la civilisation, fière et forte des encouragemens décernés au génie français, verra ressusciter ceux qui jadis rendirent *l'antique Egypte*, *l'ancienne Grèce*, et la *vieille Rome*, puissantes, influentes, éternelles. *Memphis*, *Athènes*, *Rome* se retrouvent actuellement à *Paris*, *à Marseille*, *à Lyon*. Et qui aujourd'hui osera sérieusement classer le plan proposé et pratiquable au rang des impossibilités réelles, quand *il y a quarante ans seulement*, on regardait *comme des contes de fées*, *les chemins de fer*, *les télégraphes nocturnes*, *les briquets phosphoriques*, *l'utilité des aérostats*, *la navigation à vapeur*, *l'éclairage au gaz et tant d'autres créations sublimes*, éternisant notre époque. Peu d'entreprises colossales seraient succeptibles d'être aussi exactement appréciées par anticipation, à leur valeur réelle, que celle de la purification du port de Marseille. Prouvons-le par un raisonnement clair, succint et méthodique. La *digue d'arrêt*, destinée à fermer l'entrée du port, située entre les deux pointes des forts Saint-Jean et Saint-Nicolas, et exigeant en ligne droite une construction de deux cents pieds de longueur au plus ; serait peu coûteuse ; les deux *grands moteurs à vapeur*, destinés à l'enlèvement des eaux, ayant à agir sur moins de trente pieds de hauteur, n'occasionnerait pas une dépense bien énorme, à cause de la puissance, de la simplicité et des perfectionnemens apportés à la fabrication des machines actuelles ; et *les canaux* destinés à conduire et à déverser ces mêmes eaux à la mer, se trouvant heureusement et accidentellement aux trois quarts établis par les fossés de défense des deux forts désignés, ne demanderaient pour leur complète confection qu'un faible déboursé. Au total, *ces trois difficultés* réunies et constituant l'appareil de l'entreprise, seraient rondement applanies, dominées, vaincues. C'est une assertion dont toute personne douée seulement d'une intelligence ordinaire, peut se rendre compte en faisant une *promenade d'examen* sur les lieux. A l'aspect du terrain, si admirablement disposé par la providence et par les hommes eux-mêmes, pour l'amélioration mise sur le tapis et dont la nécessité se fera sentir toujours de plus en plus, tous, et un chacun, frappés des avantages de la chose, diront : c'est facile, possible et indispensable. En définitive, la *masse des eaux* à soulever et à évacuer ; le *nombre de jours* à employer à leur déplacement, et que, selon la force présumée des moteurs, nous estimerions, à vol d'oiseau et d'après le dire de divers physiciens, à moins de trente jours ; et le *devis général* de cette intéressante entreprise à laquelle la population marseillaise prendrait un intérêt direct, actif et vif : tous ces accessoires essentiels seraient, à une fraction près, évalués d'avance par d'habiles ingénieurs d'une manière rassurante ; et s'il était rationnel de hasarder une opinion au sujet de la dépense présumée de l'opération dont nous traitons, nous estimerions *qu'un million* devrait suffire ; supposons-en deux ; la ville fournirait un million, le fisc allouerait sans doute pareille somme, c'est-à-dire, moins d'un mois du produit de ses douanes, et la souscription volontaire proposée plus haut servirait à *rénumérer honorablement* les directeurs de ce beau travail, à *récompenser les ouvriers* qui se seraient particulièrement distingués, et enfin *à faire face* aux éventualités imprévues de l'entreprise. Au surplus, le *chiffre* présumé fût-il dépassé, ce chiffre serait *mince*, comparé au *grandiôse de l'objet*, à ses inappréciables bienfaits et à ses divers effets par rapport à Marseille, à la France commerçante et aux navigateurs des deux hémisphères ; car il ne s'agit de rien moins que d'assurer, en esquivant un grand sinistre, la conservation du *colossal capital d'un milliard* de valeurs en propriétés foncières, mobilières et industrielles. Ce résultat matériel, joint aux bienfaits moraux que l'humanité retirerait de cette entreprise éminemment charitable et pour ainsi dire, surhumaine, magnifierait *ses auteurs, ses ordonnateurs et ses exécuteurs*, du sourire, des louanges et des applaudissemens de la postérité. Tel est le tableau fidèle de cette belle œuvre que j'ose qualifier *d'immense charité*, en ce double sens qu'elle occuperait présentement à une opération à la fois d'utilité et d'agrément, puisqu'il s'agit de salubrité et de restauration, la *pauvre classe populaire*, souvent sans travail, souvent inquiète sur sa subsistance du lendemain, et souvent portée par desœuvrement à ces *hideuses émeutes des rues* dont nous sommes heureusement débarrassés ; et que de plus cette œuvre sublime s'harmonisant avec les connaissances actuelles, et se mettant à leur niveau, tendrait à prévenir la désolation rédoutée et à pourvoir au salut futur de plusieurs myriades de famille.

Pendant la durée de la triple opération du dessèchement, du nettoyage et de l'assainissement, qui s'exécuterait dans un temps donné, combiné et calculé par les gens de l'art, et pour que le commerce ne souffrît pas trop longuement de la suspension des affaires, pendant cet intervalle de temps qu'on peut physiquement et moralement, et sauf causes majeures, évaluer à moins de six mois, les navires de long cours, caboteurs et autres iraient provisoirement s'ancrer, séjourner et faire leurs chargemens, selon leur convenance et capacité, *dans les trois ports de Toulon, de Cette et de la Ciotat.* Des esprits impatiens et ne pensant qu'au présent, pourront se plaindre du dérangement commercial qu'entraînerait la mesure de purification; soit ; mais ils réfléchiront que ce dérangement momentané tendra par contre à imprimer au commerce une impulsion plus sure, plus ferme, plus active. La position de Marseille serait exactement celle du propriétaire d'une maison en mauvais état, qui, agissant sagement, n'hésite pas à sacrifier quelques mois de loyers à des réparations urgentes pour éviter une ruine totale... Songeons aux malheurs, aux désastres, aux bouleversemens survenus à Rome, Naples, Palerme, Syracuse et autres lieux de la Sicile, à l'occasion des crises cholériques pendant cette même année où nous écrivons ces notes; et nous aurons le courage de faire *le sacrifice de quelques jours et de quelques centimes* pour exempter nous et nos enfans de tant de tragiques scènes qui ont sous nos yeux troublé et tourmenté ces beaux pays..... Mieux vaudrait recourir à l'expédient proposé et qui n'exigerait ni procès, ni expropriations forcées, ni formalités bien pénibles, que d'attendre apathiquement l'entier et inévitable comblement du port, comblement activé par diverses causes déjà déduites, comblement accéléré par le dépôt du résidu des fabriques qui ont, assure-t-on, *l'inconvénient de se pétrifier dans l'eau salée*, inconvénient grave, auquel on ne pourrait remédier qu'en faisant jouer la mine, et conséquemment après desséchement complet du bassin; mieux vaudrait recourir à cet expédient, que de s'exposer à une *catastrophe pestilentielle* qui produirait les malencontreux effets de la désertion du port, de la dépopulation de la ville et de l'extinction spontanée des *sources de ces trésors* qui, des lieux les plus reculés, viennent journellement alimenter, comme nous l'avons dit ailleurs, un des plus *riches pactoles maritimes de l'empire français;* Mieux vaudrait recourir à cet expédient, aujourd'hui qu'on pourrait procéder à propos, en temps propice, et moins dispendieusement, que d'y être contraint plus tard, précipitamment et à grands frais, par l'impérieuse et impitoyable loi de la nécessité. Qu'on se figure bien que ce moyen hardi, plus praticable et moins onéreux que ceux ostensiblement conçus jusqu'à ce jour, n'exigerait pas, redirons-nous, une dépense bien extraordinaire, en raison de l'importance de la chose. Déjà la nature et l'art, comme de concert, ont beaucoup fait pour faciliter et encourager l'élan de ce prodigieux travail. La seule inspection des lieux suffira pour orienter le lecteur. Rappelons que nous avons parlé de l'établissement de *deux grandes machines à vapeur*, qu'on assoîrait à l'issue du port et sur les massifs terrassés, gisant sous les deux forts Saint-Jean et Saint-Nicolas; *une d'elles*, serait posée au bout du *petit palais de la Santé*, sur la terrasse qui le domine, position favorable, d'où elle ferait jaillir les eaux dans le fossé du fort Saint-Jean, qui paraît préparé tout exprès, et qui, circuitant ce fort, débouche en rade; l'*autre* serait placée au côté opposé et sur le terre-plein des casernes, existant au bas du fort Saint Nicolas, avec mission de pousser les eaux dans un canal ébauché dans le roc, d'où elles rouleraient également à la mer. Nous croyons consciencieusement, d'après notre manière de voir, que notre procédé, bien mûri, bien digéré et bien dirigé, serait, sauf erreur, rectification et redressement, d'une exécution plus rationelle, plus expéditive et plus économique que toute autre. De ce plan, exposé avec naïveté, adviendra ce que Dieu voudra. J'ai fourni mon contingent de bon vouloir; que de plus habiles fassent mieux, et je les louangerai. Heureux, trois fois heureux l'auteur de cet essai, s'il ne prêche pas dans le désert, si sa voix est entendue, et surtout si son but est atteint!

CONCLUSION.

Dénouement satisfaisant de la réalisation de la Purification du port de Marseille.

Par le moyen décrit, et qui, quoique mal rédigé, inélégamment raisonné et fils d'un homme que l'ouragan révolutionnaire priva de toute étude, par ce moyen qui n'est peût être pas *un roman dépouillé de réalité*, par ce moyen ou par tout autre qui serait par la suite projeté, préférable et préféré, notre port insalubre, ce cher coffre fort, ce *palladium de nos prospérités*, ce beau bassin envié de l'étranger et déroulant un ovale gracieux, serait bientôt débarrassé des impuretés qui le souillent, et s'il est vrai, comme on l'affirme, que le fond soit pavé en grandes pierres plates, le déblaiement des immondices, devenu maniable, serait facile; et la cuvette de ce spacieux vivier d'une petite lieue de tour, de ce vivier régénéré, où les poissons, sans redouter d'être asphixiés par la fétidité des eaux viciées, reviendraient, comme autrefois se mouvoir, circuler et récréer les passans : la cuvette de ce vaste vivier, présent de la Divinité, serait complètement mise à sec, appropriée et disposée, en brisant la digue d'arrêt, à recevoir les eaux bleues, pures et limpides de la grande mer... Alors Marseille, donnant tout son élan à son *luxe luxorique*, verrait cesser ses alarmes; alors les vaisseaux des deux mondes, avisés par la renommée, de la métamorphose de purification, reviendraient sans crainte s'abriter dans son port; alors, l'administration qui aurait pris à cœur et conduit à bien cette grande et noble entreprise, se verrait journellement, et en récompense de sa sollicitude, signalée honorablement, saluée avec reconnaissance et couverte d'ovations, d'applaudissemens et de bénédictions; et alors aussi, un acte religieux clôturerait et couronnerait dignement le *grand œuvre de la purification du port*. Des actions de grâce seraient publiquement rendues au ciel, pour le remercier de l'heureux succès de l'opération. Notre vénérable prélat prescrirait une procession d'apparat, à laquelle assisteraient, avec recueillement, au bruit du tambour, au son du canon, et musique en tête, le peuple, le corps du clergé et surtout les marins, portant et environnant, selon l'antique usage, Notre Dame de la Garde, pâtronne du pays; et finalement, une fête purement populaire serait solennellement désignée, en signe d'alégresse générale par les autorités civiles, militaires et religieuses de la cité, pour célébrer de concert, avec la pompe convenable, une *ère de bonheur*, de sécurité et de purification trop long-temps attendue, improvisée avec toute la satisfaction désirable, éternisant notre siècle de lumières, et dont la réalisation, essentiellement monumentale, fairait époque dans l'histoire.

TABLE.

FIN.

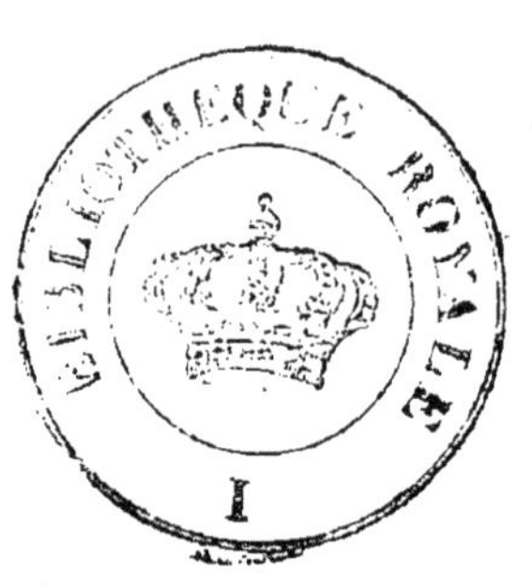

www.ingramcontent.com/pod-product-compliance
Ingram Content Group UK Ltd.
Pitfield, Milton Keynes, MK11 3LW, UK
UKHW012308240726
13966UKWH00004B/1730